CUIDADO DEL CABELLO

TRATAMIENTO PARA LA CAÍDA DEL CABELLO

ROSIE FELIPE

TABLA DE CONTENIDO

LAVADO SUAVE

El lavado suave es un aspecto crucial del cuidado del cabello, especialmente para quienes padecen caída de cabello o buscan mantener la salud general del cabello. En esta exploración detallada, profundizaremos en la importancia del lavado suave, las mejores prácticas y el impacto que tiene en la salud y apariencia de tu cabello.
El cabello es una estructura delicada compuesta de hebras de proteínas, principalmente queratina. El cuero cabelludo, donde residen los folículos pilosos, produce aceites naturales (sebo) que contribuyen a la salud del cabello. El lavado suave desempeña un papel fundamental en la conservación de estos aceites naturales y, al mismo tiempo, limpia eficazmente el cabello y el cuero cabelludo.

La importancia del lavado suave

Es esencial reconocer el daño potencial causado por prácticas de limpieza duras. Muchos champús comerciales contienen sulfatos, detergentes agresivos que despojan al cabello y al cuero cabelludo de sus aceites naturales. Si bien estos detergentes crean una espuma abundante y dan la sensación de una limpieza profunda, también pueden provocar sequedad, encrespamiento y debilitamiento del cabello.
Cuando se trata de la caída del cabello, la importancia de un lavado suave se vuelve aún más evidente. Los folículos pilosos son estructuras sensibles y un lavado

excesivo con productos fuertes puede causar inflamación y daño, lo que provoca una mayor caída del cabello. Además, para las personas que padecen afecciones como alopecia androgenética o efluvio telógeno, preservar la salud del cabello existente se vuelve primordial.

Elegir un champú sin sulfatos es un paso fundamental hacia un lavado suave. Las formulaciones sin sulfatos son más suaves para el cabello y el cuero cabelludo, lo que garantiza una limpieza eficaz sin los efectos perjudiciales asociados con los sulfatos. Estos champús suelen contener limpiadores alternativos como cocamidopropil betaína, derivado del aceite de coco, que proporciona una experiencia de limpieza más suave.

Además de seleccionar el champú adecuado, la técnica utilizada durante el lavado es igualmente crucial. Masajear el cuero cabelludo con las yemas de los dedos con movimientos circulares suaves promueve la circulación sanguínea, lo que es beneficioso para la salud de los folículos pilosos. También ayuda a distribuir los aceites naturales de manera uniforme, previniendo la sequedad excesiva en las puntas y manteniendo un ambiente saludable del cuero cabelludo.

La frecuencia del lavado es otro aspecto que varía entre individuos. Mientras que algunos pueden beneficiarse del lavado diario, a otros les puede resultar suficiente lavarse el cabello varias veces a la semana. Esto depende de factores como el tipo de cabello, el estilo de vida y las preferencias individuales. El lavado excesivo puede provocar una pérdida de aceites esenciales, mientras que un lavado poco frecuente puede provocar una acumulación de aceites y productos de peinado, lo que podría afectar la salud del cuero cabelludo.

Para las personas con cuero cabelludo graso, puede resultar beneficioso elegir un champú equilibrante y lavarse con más frecuencia. Por otro lado, las personas con cabello seco o rizado podrían beneficiarse de un lavado menos frecuente y del uso de productos hidratantes para mantener la humedad.

Es importante señalar que la temperatura del agua utilizada durante el lavado también contribuye a la salud general del cabello. El agua caliente puede despojar al cabello de sus aceites naturales, dejándolo seco y más propenso a romperse. El agua tibia o fría es más suave para el cabello y ayuda a retener la humedad.

Incorporar una rutina previa al champú puede mejorar los beneficios de un lavado suave. La aplicación de un aceite natural, como el aceite de coco o de jojoba, al cabello antes del lavado actúa como una barrera protectora, minimizando el impacto de los agentes limpiadores y proporcionando nutrición adicional. Este tratamiento previo al champú puede ser especialmente beneficioso para personas con cabello seco o dañado.

Si bien el lavado suave es fundamental, la elección del acondicionador es igualmente importante en una rutina de cuidado del cabello. Usar un acondicionador diseñado para tu tipo de cabello y tus preocupaciones ayuda a mantener la humedad, prevenir enredos y mejorar la manejabilidad general del cabello. Aplicar acondicionador principalmente en las puntas del cabello y evitar el área del cuero cabelludo puede evitar una acumulación excesiva.

El lavado suave es la piedra angular de un cuidado eficaz del cabello, especialmente para quienes padecen caída de cabello o desean mantener un cabello sano y vibrante. Elegir champús sin sulfatos, emplear técnicas de lavado adecuadas, ajustar la frecuencia de lavado según las necesidades individuales e incorporar tratamientos previos al champú son aspectos integrales de una rutina de lavado suave. Al adoptar estas prácticas, las personas pueden nutrir su cabello, minimizar el daño y contribuir a un entorno propicio para una salud capilar óptima.

MASAJE DEL CUERO CABELLUDO

El masaje del cuero cabelludo, a menudo considerado una práctica lujosa y relajante, va más allá de sus efectos calmantes; puede contribuir significativamente a la salud general del cabello y el cuero cabelludo. En esta exploración integral, profundizaremos en las complejidades del masaje del cuero cabelludo, sus numerosos beneficios, las técnicas involucradas y cómo incorporar este ritual a su rutina puede promover no solo la relajación sino también el crecimiento y la salud óptimos del cabello.

La importancia de la salud del cuero cabelludo

El cuero cabelludo es la base de la salud del cabello. Alberga folículos pilosos, glándulas sebáceas y vasos sanguíneos, todos componentes cruciales en el proceso de crecimiento del cabello. Un cuero cabelludo sano es esencial para garantizar un cabello fuerte y vibrante. Sin embargo, varios factores como el estrés, los contaminantes ambientales y las prácticas de cuidado inadecuadas pueden afectar negativamente la salud del cuero cabelludo, provocando problemas como sequedad, descamación e incluso caída del cabello.

Entendiendo el masaje del cuero cabelludo

El masaje del cuero cabelludo es una técnica terapéutica que implica la manipulación del cuero cabelludo mediante diversos movimientos, niveles de presión y, en ocasiones, aceites específicos. Esta práctica ha sido parte de las culturas tradicionales durante siglos, con raíces en el Ayurveda, la medicina china y otros enfoques holísticos del bienestar.

Beneficios del masaje del cuero cabelludo

Aumento de la circulación sanguínea: uno de los principales beneficios del masaje del cuero cabelludo es la promoción de la circulación sanguínea. La suave presión aplicada durante un masaje estimula el flujo sanguíneo al cuero cabelludo, aportando oxígeno y nutrientes esenciales. La circulación mejorada nutre los folículos pilosos, apoyando su salud y función.

Relajación y reducción del estrés: el masaje del cuero cabelludo induce la relajación al aliviar la tensión en los músculos y reducir los niveles de estrés. Se sabe que el estrés contribuye a la caída del cabello, e incorporar masajes regulares en el cuero cabelludo a su rutina puede ser una forma efectiva de controlar el estrés y potencialmente mitigar su impacto en el cabello.

Entrega mejorada de nutrientes: al mejorar la circulación sanguínea, el masaje del cuero cabelludo facilita la entrega eficiente de nutrientes a los folículos pilosos. Esto es crucial para la producción de mechones de cabello sanos. La sangre rica en nutrientes estimula el funcionamiento óptimo de los folículos, promoviendo un crecimiento del cabello robusto y brillante.

Distribución de aceite: Las glándulas sebáceas del cuero cabelludo producen aceites naturales (sebo) que ayudan a hidratar y proteger el cabello. El masaje del cuero cabelludo ayuda a distribuir estos aceites a lo largo del tallo del cabello, previniendo la sequedad en las raíces y promoviendo un brillo saludable.

Exfoliación: la acción del masaje ayuda a eliminar las células muertas de la piel, el exceso de grasa y la acumulación de productos en el cuero cabelludo. Esta suave exfoliación promueve un ambiente limpio y saludable en el cuero cabelludo, lo que reduce el riesgo de problemas como caspa y picazón.

Técnicas para un masaje eficaz del cuero cabelludo

Movimiento circular: con las yemas de los dedos, aplique suaves movimientos circulares en todo el cuero cabelludo. Comience en la frente y avance hacia atrás. Esta técnica estimula el flujo sanguíneo y favorece la relajación.

Amasado: Levante pequeñas secciones de cabello y amase suavemente el cuero cabelludo con las yemas de los dedos. Esto ayuda a liberar la tensión en áreas específicas y mejora la experiencia general del masaje.

Golpear o tamborilear: golpee ligeramente el cuero cabelludo con las yemas de los dedos, moviéndolos por toda el área. Esta técnica puede vigorizar el cuero cabelludo y mejorar la circulación sanguínea.

Puntos de presión: incorpore el masaje de puntos de presión aplicando una presión suave en puntos específicos del cuero cabelludo. Esto puede potenciar los efectos terapéuticos del masaje y aliviar la tensión.

Masaje con aceite: el uso de aceites naturales como el de coco, jojoba o almendras durante un masaje en el cuero cabelludo puede agregar una capa extra de nutrición. Aplica el aceite en las yemas de los dedos y distribúyelo uniformemente por el cuero cabelludo mientras masajeas.

Integrar el masaje del cuero cabelludo en su rutina
Incorporar el masaje del cuero cabelludo a tu rutina no tiene por qué llevar mucho tiempo. Incluso unos pocos minutos algunas veces a la semana pueden producir beneficios notables. Puede realizar un masaje en el cuero cabelludo durante su ducha habitual, antes de acostarse o como parte de una sesión de cuidado personal.

Ritual previo al champú: considere incorporar un masaje en el cuero cabelludo como ritual previo al champú. Aplica una pequeña cantidad de aceite en el cuero cabelludo, masajea durante unos minutos y luego continúa con tu rutina habitual de lavado del cabello. Esto no sólo mejora la experiencia del masaje sino que también añade un elemento nutritivo a tu rutina de cuidado del cabello.

Utilice herramientas de masaje: El masaje del cuero cabelludo se puede amplificar con el uso de varias herramientas, como cepillos para masaje del cuero cabelludo o masajeadores de mano. Estas herramientas pueden proporcionar estimulación adicional y hacer que el proceso de masaje sea más placentero.

Relajación consciente: aproveche el masaje del cuero cabelludo como un momento de atención plena y relajación. Concéntrate en las sensaciones y permítete relajarte. Combinar técnicas de relajación con masaje del cuero cabelludo puede maximizar sus beneficios para aliviar el estrés.

Un masaje del cuero cabelludo no es simplemente un lujo, sino una forma práctica y eficaz de promover la salud del cuero cabelludo y favorecer el crecimiento óptimo del cabello. Sus beneficios van más allá de la relajación y abarcan una mejor circulación sanguínea, reducción del estrés, una mejor entrega de nutrientes, distribución de aceite y una exfoliación suave. Al comprender la importancia de la salud del cuero cabelludo e incorporar masajes regulares a su rutina, puede contribuir al bienestar general de su cabello y disfrutar de una práctica de cuidado personal que nutra tanto su cuero cabelludo como su mente.

DIETA DENSA EN NUTRIENTES

Una dieta rica en nutrientes es la piedra angular para promover la salud general y su impacto se extiende a la salud y vitalidad de nuestro cabello. En esta exploración en profundidad, profundizaremos en la importancia de una dieta rica en nutrientes para mantener una salud óptima del cabello, los nutrientes clave involucrados y estrategias dietéticas prácticas para apoyar el crecimiento del cabello y prevenir problemas como la caída y la fragilidad del cabello.

La importancia de la nutrición para la salud del cabello

La salud de nuestro cabello está íntimamente ligada a los nutrientes que consumimos. El cabello está compuesto de una proteína llamada queratina y varias vitaminas, minerales y otros compuestos desempeñan funciones esenciales para favorecer su crecimiento, fuerza y condición general. Cuando nuestro cuerpo carece de estos nutrientes cruciales, puede manifestarse en diversos problemas relacionados con el cabello, como adelgazamiento, falta de brillo e incluso caída del cabello.

Nutrientes clave para un cabello sano

Proteína: La proteína es la piedra angular del cabello y garantizar una ingesta adecuada es vital para mantener el cabello fuerte y saludable. Los alimentos ricos en proteínas, como las carnes magras, el pescado, los huevos, los productos lácteos, las legumbres y los frutos secos, deben ser componentes integrales de una dieta rica en nutrientes.

Hierro: El hierro es esencial para una circulación adecuada y niveles inadecuados pueden provocar la caída del cabello. Incorpore alimentos ricos en hierro como carnes rojas, aves, pescado, lentejas y verduras de hojas verdes para favorecer tanto la salud general como el crecimiento del cabello.

Vitaminas A y E: Estas vitaminas son antioxidantes que contribuyen a un cuero cabelludo sano. Alimentos como las batatas, las zanahorias, las espinacas, las almendras y las semillas de girasol son excelentes fuentes de estas vitaminas.

Vitamina D: La vitamina D es crucial para el ciclo de los folículos pilosos. La exposición a la luz solar, los alimentos enriquecidos, el pescado graso y las yemas de huevo son formas de garantizar una ingesta suficiente de vitamina D.

Vitaminas B (biotina, B12, niacina): las vitaminas B desempeñan un papel clave en la promoción del crecimiento del cabello y la prevención de su caída. Alimentos como huevos, nueces, semillas, productos lácteos y verduras de hojas verdes proporcionan un rico aporte de estos nutrientes esenciales.

Ácidos grasos omega-3: los ácidos grasos omega-3, que se encuentran en el pescado graso, las semillas de lino, las semillas de chía y las nueces, contribuyen a la salud del cuero cabelludo, previenen la sequedad y añaden brillo al cabello.

Zinc: La deficiencia de zinc puede provocar la caída del cabello. Alimentos como las ostras, la carne de res, las semillas de calabaza y las lentejas son buenas fuentes de zinc.

Cobre: El cobre ayuda en la formación de melanina, el pigmento responsable del color del cabello. Los frutos secos, las semillas, los cereales integrales y los mariscos son ricos en cobre.

Estrategias dietéticas para un cabello sano

Dieta equilibrada: trate de llevar una dieta completa y equilibrada que incluya una variedad de frutas, verduras, cereales integrales, proteínas magras y grasas saludables. Esto garantiza una amplia gama de nutrientes necesarios para la salud general y la vitalidad del cabello.

Alimentos ricos en proteínas: incorpore la cantidad adecuada de proteínas a su dieta. Incluya fuentes como aves, pescado, huevos, legumbres y alternativas de proteínas de origen vegetal para satisfacer sus necesidades diarias de proteínas.

Absorción de hierro: mejore la absorción de hierro combinando alimentos ricos en hierro con fuentes de vitamina C. Por ejemplo, combine espinacas (ricas en hierro) con fresas (vitamina C) en una ensalada.

Ácidos grasos omega-3: Consuma pescado graso como salmón, caballa o sardinas al menos dos veces por semana para asegurar un amplio suministro de ácidos grasos omega-3. Las fuentes vegetarianas incluyen semillas de lino, semillas de chía y nueces.

Hidratación: Manténgase adecuadamente hidratado, ya que el agua es esencial para las funciones corporales generales, incluida la salud del cabello. La deshidratación puede provocar un cabello seco y quebradizo.

Limite los alimentos procesados: reduzca la ingesta de alimentos procesados y azucarados, ya que pueden contribuir a la inflamación y afectar negativamente la salud general, incluida la salud de los folículos pilosos.

Suplementos: en algunos casos, pueden ser necesarios suplementos para llenar los vacíos nutricionales. Consulta con un profesional de la salud antes de incorporar cualquier suplemento a tu rutina.

Evite las dietas estrictas: las dietas extremas o la pérdida rápida de peso pueden privar al cuerpo de nutrientes esenciales y provocar la caída del cabello. Centrarse en cambios graduales y sostenibles para obtener beneficios para la salud a largo plazo.

Consejos prácticos para incorporar alimentos ricos en nutrientes

Plato colorido: opte por un plato colorido con una variedad de frutas y verduras. Los diferentes colores suelen indicar una amplia gama de vitaminas y minerales.

Planificación de comidas: planifique las comidas con anticipación para garantizar una ingesta equilibrada de nutrientes a lo largo del día. Incluya una mezcla de proteínas, carbohidratos y grasas saludables.

Merienda inteligente: elija meriendas ricas en nutrientes, como yogur griego con bayas, un puñado de nueces o palitos de verduras con hummus para aumentar su ingesta diaria de nutrientes.

Hierbas y especias: utilice hierbas y especias para agregar sabor a sus platos. Muchas hierbas y especias también ofrecen beneficios adicionales para la salud.

Rote los alimentos: rote sus opciones de alimentos para garantizar un amplio espectro de nutrientes. Comer los mismos alimentos todos los días puede provocar desequilibrios de nutrientes.

Una dieta rica en nutrientes no sólo es crucial para la salud en general, sino que también juega un papel fundamental en la promoción de un cabello vibrante y saludable. Al priorizar alimentos ricos en proteínas, vitaminas, minerales y ácidos grasos esenciales, las personas pueden favorecer la fuerza, el crecimiento y la apariencia de su cabello. El enfoque holístico de la salud del cabello a través de la nutrición no sólo aborda preocupaciones específicas sino que también contribuye al bienestar general. Es importante reconocer que la constancia en una dieta rica en nutrientes, junto con un estilo de vida saludable, constituye la base para mantener un cabello hermoso y resistente durante toda la vida.

EVITE EL PEINADO CON CALOR

Evitar el peinado con calor es un aspecto fundamental para mantener un cabello sano. En esta exploración detallada, profundizaremos en las razones por las que el peinado con calor puede ser perjudicial, el daño potencial que puede causar y alternativas y consejos prácticos para lograr looks elegantes sin exponer el cabello a un calor excesivo.

Comprender el daño por calor
Las herramientas de peinado con calor, como planchas, rizadores y secadores, pueden afectar significativamente la salud de su cabello. Las altas temperaturas generadas por estas herramientas pueden despojar al cabello de su humedad natural, provocando sequedad, rotura y daño general. Los tres tipos principales de daño por calor son:

Daño estructural: El calor excesivo puede romper la estructura proteica del cabello, provocando hebras debilitadas y quebradizas.

Pérdida de humedad: Las altas temperaturas pueden evaporar la humedad natural presente en el cabello, provocando sequedad y falta de elasticidad.

Daño a la cutícula: La capa externa del cabello, la cutícula, puede sufrir daños por el peinado con calor, lo que provoca cutículas elevadas, encrespamiento y una barrera protectora comprometida.

El impacto del peinado con calor en la salud del cabello

Cabello seco y quebradizo: El uso frecuente de herramientas de peinado con calor puede agotar la humedad natural del cabello, dejándolo seco y propenso a romperse. Esta sequedad puede hacer que el cabello luzca opaco y sin vida.

Puntas abiertas: El peinado con calor puede contribuir a las puntas abiertas, donde el tallo del cabello se divide en dos o más partes. Esto no sólo afecta la apariencia del cabello sino que también compromete su salud general.

Pérdida de brillo: El daño a la cutícula causado por el peinado con calor puede provocar una pérdida del brillo natural del cabello. El cabello opaco y sin brillo es una consccuencia común de la exposición regular al calor.

Elasticidad reducida: la pérdida de humedad y el daño estructural pueden reducir la elasticidad del cabello, haciéndolo más susceptible a la rotura y menos capaz de soportar la tensión.

Desvanecimiento del color: Para las personas con cabello teñido, el peinado con calor puede acelerar el desvanecimiento del color, lo que lleva a la necesidad de retoques más frecuentes.

Alternativas al peinado con calor

Secado al aire: deja que tu cabello se seque al aire de forma natural en lugar de usar un secador de pelo. Este método más suave minimiza la exposición al calor y ayuda a retener la humedad natural del cabello.

Técnicas de rizado sin calor: consiga rizos sin calor utilizando técnicas como trenzar, torcer o utilizar rulos sin calor. Estos métodos no sólo no requieren calor, sino que también pueden crear rizos hermosos y de apariencia natural.

Twist Outs y Braid Outs: Crea ondas o rizos definidos retorciendo o trenzando el cabello húmedo antes de acostarte. Por la mañana, desenreda los giros o trenzas para peinarlos sin calor.

Juegos de rodillos: Utilice juegos de rodillos para dar volumen y rizos sin necesidad de calor. Se pueden aplicar rulos de velcro o de espuma sobre el cabello húmedo y, una vez secos, brindan una opción de peinado con movimiento y sin calor.

Estilos protectores: opte por estilos protectores como trenzas, giros o moños, que no solo reducen la necesidad de peinado diario sino que también protegen el cabello de elementos externos.

Conjuntos húmedos: utilice conjuntos húmedos, como varillas flexibles o varillas para permanente, para lograr rizos sin calor. Estos conjuntos se pueden realizar sobre el cabello húmedo y dejar secar al aire.

Consejos para minimizar el daño por calor

Utilice un protector térmico: cuando sea inevitable peinar con calor, utilice un spray o suero protector térmico de calidad. Esto crea una barrera protectora entre el cabello y el calor, minimizando el daño.

Ajuste la configuración de calor: si utiliza herramientas de peinado con calor, ajuste la configuración de temperatura según su tipo de cabello. Los ajustes de calor más bajos son adecuados para cabellos más finos o delicados, lo que reduce el riesgo de daño.

Limitar la frecuencia: Minimiza la frecuencia del peinado con calor. Permitir que tu cabello descanse de la exposición al calor puede contribuir significativamente a su salud general.

Invierta en herramientas de calidad: Las herramientas de peinado con calor de alta calidad con tecnología avanzada y placas de cerámica o turmalina pueden distribuir el calor de manera más uniforme, reduciendo el riesgo de puntos calientes y daños excesivos.

Evite la superposición: cuando utilice una plancha o un rizador, evite la superposición de secciones de cabello, ya que esto puede provocar una distribución desigual del calor y un mayor daño.

Recortes regulares: programe recortes regulares para eliminar las puntas abiertas y evitar daños mayores. Recortarlo es esencial para mantener la salud y apariencia general del cabello.

Acondicionamiento profundo: incorpore tratamientos regulares de acondicionamiento profundo en su rutina de cuidado del cabello para reponer la humedad y fortalecer el tallo del cabello.

El impacto psicológico del peinado sin calor
Más allá de los beneficios físicos de evitar el peinado con calor, existen ventajas psicológicas al aceptar la textura natural del cabello. La presión para ajustarse a los estándares de belleza de la sociedad a menudo promueve una cierta imagen de cabello liso, liso o perfectamente peinado. Sin embargo, abrazar tu cabello natural puede fomentar la autoaceptación y la confianza.

Evitar el peinado con calor es un enfoque proactivo para mantener un cabello sano y vibrante. El daño potencial causado por la exposición excesiva al calor está bien documentado, y las alternativas y consejos para el peinado sin calor ofrecen soluciones prácticas para lograr estilos elegantes sin comprometer la salud de su cabello. Al adoptar técnicas de peinado sin calor, ajustar los hábitos de peinado y priorizar la salud general de tu cabello, podrás disfrutar de mechones hermosos y resistentes que reflejen tu belleza natural.

ACONDICIONAMIENTO PROFUNDO

El acondicionamiento profundo es un componente vital de una rutina integral de cuidado del cabello y ofrece numerosos beneficios para mantener un cabello sano y vibrante. En esta exploración extensa, profundizaremos en la importancia del acondicionamiento profundo, la ciencia detrás de él, los tipos de acondicionadores profundos disponibles y consejos prácticos para incorporar este tratamiento nutritivo a su régimen habitual de cuidado del cabello.

Comprender el condicionamiento profundo
El acondicionamiento profundo implica el uso de productos especializados para el cuidado del cabello diseñados para penetrar el tallo del cabello y proporcionar hidratación y nutrición intensas. A diferencia de los acondicionadores normales, que se centran principalmente en la superficie del cabello, los acondicionadores profundos actúan a un nivel más profundo y abordan problemas como la sequedad, el daño y la salud general del cabello.

La ciencia del condicionamiento profundo
Las hebras de cabello constan de una capa protectora externa llamada cutícula, debajo de la cual se encuentra la corteza que contiene proteínas, como la queratina. La cutícula, cuando está sana, queda plana, creando una

superficie lisa que refleja la luz y da brillo al cabello. Sin embargo, varios factores, incluido el peinado con calor, los tratamientos químicos y los factores ambientales estresantes, pueden provocar daños en la cutícula, lo que da como resultado un cabello seco y sin brillo.

Los productos de acondicionamiento profundo generalmente contienen una mezcla de ingredientes humectantes, proteínas y, a veces, aceites que funcionan de manera sinérgica para abordar problemas específicos del cabello. Estas formulaciones están diseñadas para:

Hidratar: Los acondicionadores profundos infunden humedad al cabello, lo que ayuda a combatir la sequedad y mejorar la hidratación general. Esto es particularmente beneficioso para personas con cabello naturalmente seco o rizado.

Fortalecer: Los acondicionadores profundos ricos en proteínas contribuyen a la integridad estructural del cabello, reforzando los enlaces proteicos dentro de la corteza. Esto puede mejorar la fuerza y resistencia de las hebras de cabello.

Reparación: Los ingredientes como los aminoácidos y las ceramidas en los acondicionadores profundos pueden reparar las áreas dañadas del cabello, incluidas las puntas abiertas y las áreas donde la cutícula puede verse comprometida.

Suavizar y desenredar: el acondicionamiento profundo ayuda a alisar la cutícula del cabello, reducir la fricción entre los mechones y facilitar el desenredado. Esto es especialmente valioso para personas con cabello áspero o texturizado.

Tipos de acondicionadores profundos

Acondicionadores hidratantes profundos: formulados con ingredientes como glicerina, aloe vera y ácido hialurónico, estos acondicionadores se enfocan en brindar una hidratación intensa para combatir la sequedad y mejorar la retención general de humedad.

Acondicionadores profundos a base de proteínas: Enriquecidos con proteínas como queratina, colágeno o aminoácidos, estos acondicionadores están diseñados para fortalecer y reparar el cabello dañado, particularmente beneficiosos para aquellos con cabello tratado químicamente o dañado por calor.

Acondicionadores profundos híbridos: muchos productos en el mercado combinan elementos humectantes y proteicos para ofrecer un tratamiento integral para una amplia gama de tipos y preocupaciones de cabello.

Acondicionadores profundos a base de aceite: estos acondicionadores suelen contener aceites nutritivos como el aceite de coco, argán o jojoba para proporcionar una hidratación profunda y agregar una capa de protección al cabello.

Beneficios del acondicionamiento profundo

Hidratación: El acondicionamiento profundo infunde humedad al cabello, previniendo la sequedad y mejorando la hidratación general. El cabello bien hidratado es más manejable, menos propenso a romperse y muestra un brillo saludable.

Elasticidad mejorada: Las proteínas de los acondicionadores profundos contribuyen a la elasticidad del cabello, haciéndolo más flexible y menos propenso a romperse. Esto es crucial para mantener hebras fuertes y resistentes.

Brillo y suavidad mejorados: el acondicionamiento profundo suaviza la cutícula del cabello y reduce la fricción entre los mechones. Esto da como resultado una textura más suave, un brillo mejorado y una manejabilidad general mejorada.

Prevención de la rotura: el acondicionamiento profundo regular ayuda a prevenir la rotura al fortalecer las hebras del cabello, reducir la fragilidad y abordar las áreas dañadas. Esto es especialmente beneficioso para personas con cabello tratado químicamente o peinado con calor.

Protección del color: Para aquellos con cabello teñido, un acondicionamiento profundo puede ayudar a mantener la vitalidad y prevenir la decoloración. La humedad y la nutrición añadidas contribuyen a la longevidad del color.

Cómo acondicionar profundamente de manera efectiva

Pre-champú versus post-champú: el acondicionamiento profundo se puede realizar antes o después del champú. Los tratamientos previos al champú se aplican sobre el cabello seco antes del lavado, mientras que los tratamientos posteriores al champú se aplican sobre el cabello limpio y húmedo.

Técnicas de aplicación: Aplicar el acondicionador profundo de manera uniforme, centrándose en medios y puntas donde el cabello suele estar más seco y más propenso a dañarse. Utilice un peine de dientes anchos para asegurar una distribución uniforme.

Tiempo de procesamiento: Siga el tiempo de procesamiento recomendado especificado en la etiqueta del producto. La mayoría de los acondicionadores profundos requieren entre 5 y 30 minutos, según la formulación y el nivel de tratamiento necesario.

Aplicación de calor: La aplicación de calor puede mejorar la eficacia del acondicionamiento profundo. Utilice un gorro de ducha o una toalla tibia para crear un ambiente controlado que permita que el producto penetre más profundamente en el cabello.

Frecuencia: La frecuencia del acondicionamiento profundo depende de factores como el tipo de cabello, la condición y las necesidades específicas de tu cabello. Si bien algunas personas pueden beneficiarse de un acondicionamiento profundo semanal, otras pueden encontrar suficientes los tratamientos mensuales.

Acondicionamiento profundo casero: Los tratamientos caseros de acondicionamiento profundo que utilizan ingredientes naturales como aguacate, miel, yogur o aceite de coco pueden ser efectivos. Estas opciones de bricolaje se pueden adaptar para abordar problemas específicos del cabello.

Acondicionamiento profundo y tipos de cabello

Cabello rizado y rizado: Las personas con cabello rizado o rizado a menudo tienen el cabello más seco debido a que los aceites naturales tardan más en viajar por el tallo del cabello. El acondicionamiento profundo es crucial para mantener la humedad, definir los rizos y prevenir la rotura.

Cabello liso y ondulado: si bien los tipos de cabello liso y ondulado pueden no requerir tanta humedad como el cabello rizado, aún pueden beneficiarse de un acondicionamiento profundo para abordar problemas como el daño causado por el peinado con calor o tratamientos químicos.

Cabello tratado químicamente: El cabello que ha sido sometido a tratamientos químicos como coloración, permanente o relajación es más propenso a sufrir daños. El acondicionamiento profundo es esencial para restaurar la humedad y mantener la salud del cabello tratado químicamente.

El acondicionamiento profundo es un elemento clave para mantener un cabello sano y resistente. Ya sea que su cabello sea naturalmente seco, rizado, liso o tratado químicamente, incorporar un acondicionamiento profundo en su rutina habitual de cuidado del cabello puede proporcionar una variedad de beneficios, desde una mayor hidratación y elasticidad hasta un mayor brillo y protección del color. Comprender las necesidades específicas de tu cabello, elegir el tipo correcto de acondicionador profundo y seguir técnicas de aplicación efectivas son pasos esenciales para lograr resultados óptimos. Al hacer del acondicionamiento profundo una parte constante de tu régimen de cuidado del cabello, puedes contribuir a la salud y belleza general de tu cabello, asegurándote de que se mantenga vibrante y fuerte.

EVITE LOS PEINADOS APRETADOS

Evitar los peinados apretados es un aspecto fundamental para mantener un cabello sano. En esta exploración exhaustiva, profundizaremos en las razones por las que los peinados ajustados pueden ser perjudiciales, el daño potencial que pueden causar y alternativas y consejos prácticos para lograr looks elegantes sin someter tu cabello a tensiones y estrés innecesarios.

Comprender el impacto de los peinados ajustados
Los peinados que ejercen una tensión excesiva sobre los folículos y los mechones pilosos pueden provocar diversos problemas, tanto a corto como a largo plazo. Las tres principales áreas de preocupación relacionadas con los peinados ajustados son:

Alopecia por tracción: este es un tipo de pérdida de cabello causada por tirones o tensión constantes en el cabello. Los peinados apretados, como coletas, trenzas o moños apretados, pueden contribuir a la alopecia por tracción al ejercer una tensión indebida sobre los folículos pilosos, lo que provoca inflamación y, finalmente, caída del cabello.

Rotura y puntas abiertas: Los peinados muy tirados pueden causar daños mecánicos al tallo del cabello, lo que provoca roturas y puntas abiertas. La tensión excesiva debilita la estructura del cabello, haciéndolo más propenso a romperse.

Problemas del cuero cabelludo: Los peinados ajustados pueden contribuir a problemas del cuero cabelludo como irritación, enrojecimiento e incluso afecciones como la foliculitis. Los tirones constantes pueden dañar los folículos pilosos y afectar la salud general del cuero cabelludo.

Tipos de peinados ajustados que se deben evitar

Colas de caballo altas: Recoger el cabello con fuerza en una coleta alta puede provocar tensión en la línea del cabello y una mayor tensión en el cuero cabelludo.

Trenzas y trenzas apretadas: si bien las trenzas y las trenzas pueden ser elegantes, las demasiado apretadas pueden provocar alopccia por tracción y daños en el tallo del cabello.

Moños y moños: los estilos que implican torcer y asegurar el cabello firmemente en un moño o moño pueden causar tensión en los folículos pilosos.

Cintas para la cabeza y accesorios para el cabello ajustados: Los accesorios que sujetan firmemente el cabello pueden contribuir a la caída del cabello, especialmente alrededor de los bordes y las sienes.

El impacto de los peinados ajustados en diferentes tipos de cabello

Cabello rizado y rizado: las personas con cabello rizado o rizado pueden experimentar daños más visibles debido a los peinados apretados, ya que la textura de su cabello es naturalmente más propensa a romperse.

Cabello fino y fino: El cabello fino y fino es generalmente más delicado y susceptible a la rotura. Los peinados ajustados pueden exacerbar esta vulnerabilidad y provocar una mayor caída del cabello.

Cabello tratado químicamente: El cabello que ha sido sometido a tratamientos químicos como coloración, relajación o permanente ya está comprometido. Los peinados ajustados pueden debilitar aún más los mechones tratados químicamente.

Alternativas a los peinados ajustados

Colas de caballo y trenzas sueltas: opta por coletas o trenzas sueltas en lugar de estilos muy apretados. Esto reduce la tensión en los folículos pilosos y al mismo tiempo proporciona una apariencia elegante.

Moños desordenados y nudos bajos: Abraza la belleza de los moños sueltos y desordenados o los nudos bajos. Estos estilos ofrecen una alternativa más relajada y cómoda a los recogidos ajustados.

Giros y vueltas: cree giros o vueltas que no estén apretados. Esto permite una apariencia texturizada y elegante sin comprometer la salud del cabello.

Estilos a la mitad: Los peinados a la mitad pueden ser un gran compromiso, ya que ofrecen la comodidad de tener algo de cabello recogido sin la tensión excesiva de un estilo bien sujeto.

Pinzas y accesorios para el cabello: Utilice pinzas para el cabello, pasadores u otros accesorios para sujetar el cabello sin tirarlo con fuerza. Esto permite versatilidad en el peinado sin comprometer la salud del cabello.

Estilos de protección: considere estilos de protección que no dependan de una tensión excesiva, como trenzas sueltas, giros o recogidos protectores que distribuyan el peso de manera uniforme.

Consejos para proteger tu cabello

Elija los accesorios para el cabello adecuados: opte por accesorios que sean suaves para el cabello, como bandas elásticas cubiertas de tela, coleteros suaves u horquillas con bordes lisos.

Evite estilos que causen dolor: si un peinado se siente demasiado apretado o le causa molestias, es mejor aflojarlo o elegir un estilo completamente diferente. El dolor suele ser un indicador de tensión excesiva.

Rotar peinados: Evite usar constantemente el mismo peinado apretado todos los días. Los peinados giratorios permiten una distribución uniforme de la tensión y minimizan el riesgo de tensión constante en áreas específicas.

Peinado protector por la noche: si prefiere dormir con el cabello asegurado, elija una trenza suelta o una bufanda o gorro de satén/seda para proteger su cabello y minimizar la tensión.

Masajes regulares en el cuero cabelludo: incorpore masajes regulares en el cuero cabelludo a su rutina para estimular la circulación sanguínea y promover un ambiente saludable en el cuero cabelludo, especialmente si usa peinados ajustados con frecuencia.

Hidrata y nutre: mantén tu cabello bien hidratado y nutrido con tratamientos de acondicionamiento profundo regulares. El cabello hidratado es más flexible y menos propenso a romperse.

El impacto psicológico de los peinados
Más allá de los beneficios físicos de evitar los peinados ajustados, existen ventajas psicológicas al adoptar estilos más relajados. La presión social para ajustarse a ciertos estándares de belleza a menudo influye en la elección del peinado. Sin embargo, adoptar una variedad de estilos que prioricen la comodidad y la salud por encima de la estética estricta puede tener un impacto positivo en la autopercepción y la confianza.

Evitar los peinados apretados es un enfoque proactivo para mantener un cabello sano y vibrante. El daño potencial causado por la tensión excesiva y el estrés en los folículos y los mechones pilosos está bien documentado, y las alternativas y consejos para un peinado suave ofrecen soluciones prácticas para lograr estilos elegantes sin comprometer la salud de su cabello. Adoptando peinados sueltos y cómodos, eligiendo los accesorios adecuados y priorizando el bienestar general de tu cabello, puedes contribuir a la longevidad y la belleza de tus mechones. Lograr un equilibrio entre el estilo y la salud del cabello garantiza que no sólo te veas bien sino que también te sientas bien con las decisiones que tomas para tu cabello.

ACABADOS REGULARES

Los recortes regulares son un aspecto fundamental para mantener un cabello sano y vibrante. En esta exploración exhaustiva, profundizaremos en las razones por las que los recortes regulares son cruciales, la ciencia detrás de ellos, el impacto en los diferentes tipos de cabello y consejos prácticos para incorporar este enfoque proactivo en su rutina habitual de cuidado del cabello.

La importancia de los recortes regulares

Los recortes regulares implican eliminar una pequeña porción de la longitud del cabello, generalmente cada 6 a 12 semanas, dependiendo de las preferencias y tasas de crecimiento del cabello de cada individuo. Si bien puede parecer contradictorio cortar el cabello para promover su crecimiento, los beneficios de recortarlo regularmente son multifacéticos y desempeñan un papel crucial en la salud general del cabello.

La ciencia detrás de los recortes regulares

Prevención de las puntas abiertas: El cabello es susceptible a las puntas abiertas, donde el tallo del cabello se divide en dos o más partes. Los recortes regulares ayudan a evitar que las puntas abiertas suban por el tallo del cabello, minimizando la necesidad de cortes más importantes más adelante.

Eliminación de daños: El cabello puede dañarse debido a factores como el peinado con calor, tratamientos químicos y factores ambientales estresantes. Los recortes regulares eliminan las partes dañadas, promoviendo un cabello más sano y fuerte.

Fomentar el crecimiento: si bien los recortes no aumentan directamente la tasa de crecimiento del cabello, crean un ambiente más saludable para que el cabello crezca. Al eliminar las puntas abiertas y los daños, el cabello es menos propenso a romperse, lo que le permite alcanzar longitudes más largas con el tiempo.

Mantener la forma y el estilo: Para las personas con cortes o capas estilizadas, los adornos regulares ayudan a mantener la forma y el estilo deseados. Esto es esencial para quienes desean mantener su cabello brillante y bien cuidado.

El impacto de los recortes regulares en diferentes tipos de cabello

Cabello rizado y rizado: Los tipos de cabello rizado y rizado son más propensos a enredarse y romperse. Los recortes regulares ayudan a prevenir las puntas abiertas y a mantener la salud general de este tipo de cabello texturizado.

Cabello liso y ondulado: Incluso el cabello liso y ondulado se beneficia de un corte regular para mantener una apariencia elegante. Los recortes evitan que el cabello luzca opaco y sin vida al eliminar las puntas dañadas.

Cabello fino y fino: Los tipos de cabello fino y fino son más susceptibles a la rotura y los recortes regulares ayudan a minimizar este riesgo. Mantener las puntas sanas contribuye al volumen general y la apariencia del cabello fino.

Cabello tratado químicamente: El cabello que ha sido sometido a tratamientos químicos, como coloración o alisado, es más propenso a sufrir daños. Los recortes regulares son esenciales para preservar la integridad del cabello tratado químicamente y prevenir una mayor rotura.

Señales de que necesitas un recorte

Puntas abiertas: si notas puntas abiertas, es una indicación de que tu cabello necesita un recorte. Ignorar las puntas abiertas puede provocar más daños y afectar la salud general de tu cabello.

Puntas secas y quebradizas: Las puntas secas y quebradizas son una señal de daño. Recortar estas puntas ayuda a eliminar las partes dañadas, permitiendo que el cabello recupere humedad y fuerza.

Enredos y nudos: el cabello que con frecuencia se enreda y forma nudos en las puntas probablemente necesite un corte. Quitar las partes dañadas minimiza los enredos y hace que desenredarlos sea más manejable.

Falta de retención del estilo: si tienes un corte peinado o capas y notas que tu cabello no mantiene su forma, podría ser el momento de recortarlo. Los adornos regulares ayudan a mantener el estilo y la estructura deseados.

Crecimiento estancado: si sientes que el crecimiento de tu cabello se ha estancado, podría deberse a una rotura excesiva. Los recortes regulares pueden solucionar los problemas de rotura, permitiendo que el cabello crezca más libremente.

Cómo recortar tu cabello en casa

Si bien se recomiendan recortes profesionales por motivos de precisión y experiencia, se pueden realizar recortes ocasionales en casa para mantenimiento entre visitas al salón. Aquí tienes una guía básica para adornos en casa:

Comience con el cabello limpio y seco: Recortar el cabello seco y limpio permite una evaluación más precisa del largo. Peina bien tu cabello para eliminar los enredos.

Invierta en tijeras para el cabello de calidad: utilice tijeras para el cabello afiladas y de calidad diseñadas para cortar el cabello. Evite el uso de tijeras domésticas comunes, ya que pueden causar daños adicionales.

Divide tu cabello: divide tu cabello en secciones manejables. Recorte las secciones que no esté recortando actualmente para mantener el enfoque y el control.

Recorta secciones pequeñas: toma pequeñas secciones de cabello, de aproximadamente media pulgada a una pulgada de ancho, y recorta las puntas. Concéntrate en cortar las puntas dañadas o abiertas.

Verifique la uniformidad: verifique periódicamente la uniformidad comparando secciones de su cabello. Esto ayuda a asegurar un corte uniforme.

Recortar en línea recta: Para un corte básico en casa, recorta tu cabello en línea recta. Si tienes un estilo o capas específicas, es recomendable buscar ayuda profesional.

Sea conservador: es mejor recortar un poco menos de lo que cree que necesita, especialmente si no tiene experiencia en cortarse el cabello usted mismo. Siempre puedes recortar más si es necesario.

Cortes de pelo y adornos profesionales

Si bien los recortes en casa pueden ser útiles para el mantenimiento, los cortes y recortes de cabello profesionales son esenciales para lograr estilos específicos, abordar problemas complejos del cabello y garantizar la precisión. A continuación se presentan algunas consideraciones clave para los ajustes profesionales:

Frecuencia: Visita un salón para un corte profesional cada 6 a 12 semanas, dependiendo de las necesidades de tu cabello y el estilo deseado.

Consulta: Antes del corte, comunícate con tu estilista sobre tus objetivos capilares, cualquier inquietud específica y el resultado deseado. Una consulta ayuda a garantizar que usted y su estilista estén en la misma página.

MANTENTE HIDRATADO

Mantenerse hidratado es un aspecto fundamental del bienestar general y su impacto va mucho más allá de saciar la sed. En esta exploración integral, profundizaremos en las razones por las que mantenerse hidratado es crucial, la ciencia detrás de la hidratación, los diversos factores que influyen en las necesidades de hidratación individuales y consejos prácticos para mantener niveles óptimos de hidratación para mejorar la salud.

La importancia de la hidratación

Necesidad biológica:

La ciencia: El agua es un componente vital para numerosos procesos fisiológicos dentro del cuerpo. Desempeña un papel crucial en la digestión, la absorción de nutrientes, la circulación, la regulación de la temperatura corporal y la eliminación de productos de desecho.
El impacto: La deshidratación puede alterar estas funciones esenciales, lo que provoca diversos problemas de salud, incluidos problemas digestivos, insuficiencia renal y dificultad para mantener una temperatura corporal estable.

Función celular:

La Ciencia: Las células necesitan agua para realizar sus funciones de manera eficiente. Una hidratación adecuada garantiza una función celular óptima, que es esencial para la salud general, la producción de energía y el mantenimiento de los sistemas de órganos.

El impacto: La deshidratación a nivel celular puede provocar una disminución de los niveles de energía, un deterioro de la función cognitiva y un sistema inmunológico comprometido.

Salud de las articulaciones y los tejidos:

La ciencia: La hidratación adecuada es crucial para mantener la lubricación de las articulaciones y favorecer la salud general de los tejidos. El agua es un componente clave del líquido sinovial, que amortigua y lubrica las articulaciones.

El impacto: la hidratación inadecuada puede contribuir a la rigidez de las articulaciones, una flexibilidad reducida y un mayor riesgo de lesiones relacionadas con las articulaciones y los tejidos conectivos.

Función cognitiva:

La ciencia: El cerebro es muy sensible a los cambios en el estado de hidratación. Incluso una deshidratación leve puede afectar la función cognitiva, la atención y el estado de ánimo.

El impacto: Mantenerse hidratado es esencial para mantener el estado de alerta mental, la concentración y el rendimiento cognitivo general.

Regulación de la temperatura:

La ciencia: La sudoración es un mecanismo crucial para regular la temperatura corporal. Cuando el cuerpo está deshidratado, la capacidad de sudar de manera eficiente se ve comprometida, lo que aumenta el riesgo de sobrecalentamiento.
El impacto: La hidratación inadecuada puede provocar enfermedades relacionadas con el calor, como agotamiento por calor o insolación, especialmente durante la actividad física o en ambientes calurosos.

Salud digestiva:

La Ciencia: El agua es esencial para la digestión y absorción de nutrientes. Ayuda a descomponer los alimentos, transportar nutrientes a través del torrente sanguíneo y ayudar en la eliminación de desechos.
El impacto: la ingesta insuficiente de agua puede provocar estreñimiento, indigestión y un mayor riesgo de problemas gastrointestinales.

Factores que influyen en las necesidades de hidratación individuales

Peso corporal:
Influencia: Las personas más pesadas generalmente necesitan más agua que las personas más livianas. El peso corporal es un factor clave para determinar la ingesta diaria adecuada de agua.

Actividad física:

Influencia: El ejercicio aumenta la pérdida de líquidos a través de la sudoración. Las necesidades de hidratación son mayores para quienes realizan actividad física regular, especialmente entrenamientos intensos o prolongados.

Clima:

Influencia: Los climas cálidos y húmedos pueden provocar un aumento de la sudoración y una mayor pérdida de líquidos. Las personas que viven en esos climas necesitan ajustar su hidratación en consecuencia.

Edad:

Influencia: Las necesidades de hidratación de bebés, niños, adultos y adultos mayores pueden variar. Los niños y los adultos mayores pueden ser más susceptibles a la deshidratación y deben tener en cuenta su consumo de agua.

Condiciones de salud:

Influencia: Ciertas condiciones de salud, como la enfermedad renal o la diabetes, pueden afectar el equilibrio de líquidos en el cuerpo. Las personas con condiciones médicas específicas pueden tener requisitos de hidratación modificados.

Embarazo y Lactancia:

Influencia: Las mujeres embarazadas y lactantes tienen mayores necesidades de hidratación para apoyar el desarrollo fetal y la producción de leche.

Signos de deshidratación

Reconocer los signos de deshidratación es crucial para abordar rápidamente la ingesta inadecuada de líquidos. Los signos comunes incluyen:

Orina oscura: la orina de color amarillo oscuro o ámbar puede indicar deshidratación. Las personas adecuadamente hidratadas suelen tener orina de color amarillo pálido.

Sed: La sed es una señal clara del cuerpo de que necesita más agua. Responder a las señales de sed es esencial para mantener la hidratación.

Boca y piel secas: La sequedad de la boca y la piel pueden ser indicadores de deshidratación. Las personas bien hidratadas generalmente tienen membranas mucosas húmedas y piel flexible.

Fatiga: la deshidratación puede provocar una disminución de los niveles de energía y un aumento de la sensación de fatiga.

Dolor de cabeza: los dolores de cabeza pueden ser un síntoma de deshidratación. Una hidratación adecuada es esencial para mantener el flujo sanguíneo al cerebro.

Mareos o aturdimiento: la ingesta inadecuada de líquidos puede provocar mareos o aturdimiento, especialmente al ponerse de pie.

Consejos prácticos para mantenerse hidratado

Beba agua durante todo el día:
Recomendación: Trate de beber agua constantemente durante todo el día en lugar de consumir grandes cantidades de una vez.

Escuche a su cuerpo:
Recomendación: preste atención a las señales de sed. Si tiene sed, beba agua.

Lleve una botella de agua reutilizable:
Recomendación: tener una botella de agua a mano fomenta beber sorbos con regularidad. Opte por una botella reutilizable para reducir el impacto ambiental.

Saborea el agua de forma natural:
Recomendación: Infunda agua con sabores naturales agregando rodajas de frutas, pepinos o hierbas. Esto puede hacer que el agua sea más atractiva sin azúcares añadidos.

Establezca objetivos de hidratación:
Recomendación: Establezca objetivos de hidratación diarios basados en las necesidades individuales,

considerando factores como el peso corporal, el nivel de actividad y el clima.

Incluya alimentos hidratantes:
Recomendación: Consumir alimentos ricos en agua como frutas (sandía, naranjas) y verduras (pepinos, apio) para complementar la ingesta de líquidos.

Monitorear el color de la orina:
Recomendación: comprobar el color de la orina. El color amarillo claro o pajizo pálido es señal de una hidratación adecuada.

Hidrátate antes, durante y después del ejercicio:
Recomendación: Beber agua antes, durante y después de la actividad física para reponer los líquidos perdidos por la sudoración.

Limite el consumo de cafeína y alcohol:
Recomendación: la cafeína y el alcohol pueden contribuir a la deshidratación. Consúmelos con moderación y equilibra con la ingesta de agua.

Establecer una rutina:
Recomendación: Incorpora a tu rutina diaria pausas periódicas para tomar agua, como beber un vaso antes de las comidas.

Utilice aplicaciones de hidratación:
Recomendación: utilice aplicaciones para teléfonos inteligentes diseñadas para realizar un seguimiento del

consumo de agua y enviar recordatorios para mantenerse hidratado.

REDUCE EL ESTRES

Reducir el estrés es un componente crucial para mantener el bienestar general y la salud mental. En esta exploración integral, profundizaremos en las razones por las que la reducción del estrés es esencial, el impacto fisiológico y psicológico del estrés, diversas técnicas de manejo del estrés y consejos prácticos para integrar la reducción del estrés en la vida diaria para una existencia más equilibrada y saludable.

Comprender el estrés

La naturaleza del estrés:

Definición: El estrés es la respuesta natural del cuerpo a desafíos o amenazas, a menudo denominada respuesta de "lucha o huida". Es una reacción fisiológica y psicológica ante situaciones percibidas como exigentes o dañinas.
Impacto: Si bien el estrés es una parte normal de la vida, el estrés crónico o excesivo puede tener efectos perjudiciales en la salud física y mental.

Respuesta fisiológica:

Luchar o huir: cuando nos enfrentamos a un factor estresante, el cuerpo libera hormonas como el cortisol y la adrenalina. El ritmo cardíaco aumenta, los músculos se tensan y otras funciones corporales se preparan para la acción inmediata.

Impacto en el cuerpo: si bien esta respuesta es crucial para la supervivencia en situaciones agudas, la activación prolongada de la respuesta al estrés puede contribuir a diversos problemas de salud.

Estrés crónico:

Definición: El estrés crónico ocurre cuando la respuesta al estrés se activa continuamente durante un período prolongado. Puede ser el resultado de desafíos continuos, como presiones laborales, preocupaciones financieras o problemas de relación.

Implicaciones para la salud: el estrés crónico se ha relacionado con una variedad de problemas de salud, incluidos problemas cardiovasculares, función inmune comprometida y trastornos de salud mental.

Impacto fisiológico y psicológico

Salud cardiovascular:
Impacto: El estrés prolongado puede contribuir a la presión arterial alta, el aumento de la frecuencia cardíaca y un mayor riesgo de enfermedad cardíaca.

Función del sistema inmunológico:
Impacto: El estrés crónico puede inhibir el sistema inmunológico, haciendo que las personas sean más susceptibles a infecciones y enfermedades.

Salud mental:
Impacto: El estrés es un factor importante en el desarrollo y la exacerbación de afecciones de salud mental como la ansiedad y la depresión.

Salud digestiva:
Impacto: El estrés puede afectar el sistema digestivo y provocar problemas como indigestión, síndrome del intestino irritable (SII) y otros problemas gastrointestinales.

Interrupciones del sueño:
Impacto: El estrés puede interferir con los patrones de sueño, contribuyendo al insomnio o al sueño de mala calidad.

Función cognitiva:
Impacto: El estrés crónico puede afectar la función cognitiva, afectando la memoria, la concentración y la toma de decisiones.

El bienestar emocional:
Impacto: el estrés puede contribuir a cambios de humor, irritabilidad y sentimientos de abrumador.

Técnicas de manejo del estrés

Meditación de atención plena:
Técnica: La atención plena implica estar plenamente presente en el momento sin juzgar. Las prácticas de meditación, como la respiración concentrada o las

meditaciones de escaneo corporal, pueden promover la relajación y reducir el estrés.

Ejercicios de respiración profunda:
Técnica: La respiración diafragmática o profunda implica respiraciones lentas y profundas para activar la respuesta de relajación del cuerpo. Esto se puede hacer mediante técnicas como la respiración abdominal o la respiración en caja.

Relajación muscular progresiva (PMR):
Técnica: La PMR implica tensar y luego relajar sistemáticamente diferentes grupos de músculos. Esta técnica ayuda a liberar la tensión física asociada al estrés.

Yoga y Tai Chi:
Técnica: Tanto el yoga como el tai chi combinan movimiento físico, control de la respiración y atención plena. La práctica regular puede mejorar la flexibilidad, el equilibrio y la resistencia al estrés.

Ejercicio:
Técnica: Se ha demostrado que la actividad física regular, ya sea mediante ejercicio aeróbico, entrenamiento de fuerza o actividades recreativas, reduce el estrés y mejora el estado de ánimo.

Llevar un diario:
Técnica: Llevar un diario permite a las personas expresar sus pensamientos y sentimientos,

proporcionando una salida saludable para procesar los factores estresantes.

Terapia Cognitivo-Conductual (TCC):
Técnica: La TCC es un enfoque terapéutico que ayuda a las personas a identificar y modificar patrones de pensamiento y comportamientos negativos que contribuyen al estrés.
8. Apoyo Social:
Técnica: Mantener fuertes conexiones sociales y buscar apoyo de amigos, familiares o grupos de apoyo puede ser fundamental para controlar el estrés.

Gestión del tiempo:
Técnica: La gestión eficaz del tiempo puede reducir la sensación de abrumador. Puede resultar útil priorizar las tareas, establecer objetivos realistas y dividirlas en pasos manejables.

Arte y Creatividad:
Técnica: Participar en actividades creativas como el arte, la música o la escritura puede proporcionar una salida terapéutica para la expresión del estrés.

Aromaterapia:
Técnica: Se cree que ciertos aromas, como la lavanda o la manzanilla, tienen efectos calmantes. La aromaterapia mediante aceites esenciales o velas aromáticas se puede incorporar a las rutinas de relajación.

www.ingramcontent.com/pod-product-compliance
Lightning Source LLC
Chambersburg PA
CBHW071105260726

48661CB00006B/2469